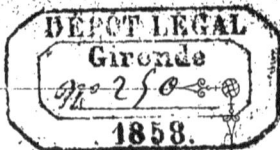

DE LA MATERNITÉ

ET

DU TRAITEMENT PRÉSERVATIF

DES MALADIES HÉRÉDITAIRES

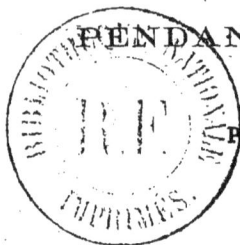

PENDANT LA GROSSESSE

Par M. L.-D. MOREAU,

médecin homœopathe.

Je punirai les parents dans la personne de leurs enfants jusqu'à la troisième et quatrième génération.
(BIBLE, *Exode*, ch. 20, v. 5.)

Dieu ne punit donc les hommes, à proprement parler,
que par le mal qu'ils se font à eux-mêmes; c'est toujours contre eux-mêmes qu'ils pèchent, lorsqu'ils pèchent contre Dieu; et leur iniquité retombe toujours
sur eux-mêmes.
(S. AUGUSTIN, *Confessions*, liv. 3, ch. 8, p. 61.)

Prix : 1 franc.

BORDEAUX

CHEZ FERET, LIBRAIRE-ÉDITEUR,

Fossés de l'Intendance, 15.

1858

DE LA MATERNITÉ

ET

DU TRAITEMENT PRÉSERVATIF

DES MALADIES HÉRÉDITAIRES

PENDANT LA GROSSESSE.

Bordeaux. — Impr. générale de Mme Crugy, rue et hôtel Saint-Siméon, 16.

DU MÊME AUTEUR.

~~~~~~~~

POUR PARAITRE PROCHAINEMENT :

DES MALADIES SECRÈTES

ET

DE LEUR TRAITEMENT PAR LA MÉTHODE HOMŒOPATHIQUE.

Ce petit ouvrage contiendra : — Des considérations générales sur les maladies secrètes ; — Parallèle entre la médication ordinaire et la médecine homœopathique ; — De la Posologie allopathique et de la Posologie homœopathique ; — Parallèle des effets des deux médications sur l'organisme ; — Observations de quelques cas des plus remarquables, traités infructueusement par la médecine allopathique, et guéris par l'homœopathie.

———

DE LA GOUTTE

ET

DU RHUMATISME ARTICULAIRE AIGU

et

DE LEUR TRAITEMENT PAR LA MÉDECINE HOMŒOPATHIQUE.

———

DES MALADIES DES FEMMES

ET SPÉCIALEMENT

DU CANCER DE LA MATRICE

et

DE LEUR TRAITEMENT PAR LA MÉDECINE HOMŒOPATHIQUE.

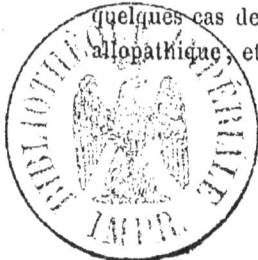

DE LA MATERNITÉ

ET

DU TRAITEMENT PRÉSERVATIF

DES MALADIES HÉRÉDITAIRES

PENDANT LA GROSSESSE

Par M. L.-D. MOREAU,

médecin homœopathe

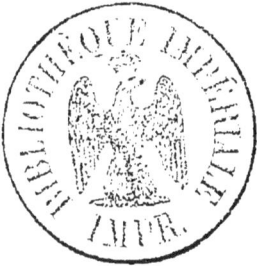

Je punirai les parents dans la personne de leurs enfants jusqu'à la troisième et quatrième génération.
(BIBLE, *Exode*, ch. 20, v. 5.)

Dieu ne punit donc les hommes, à proprement parler,
que par le mal qu'ils se font à eux-mêmes ; c'est toujours contre eux-mêmes qu'ils pèchent, lorsqu'ils pèchent contre Dieu ; et leur iniquité retombe toujours
sur eux-mêmes.
(S. AUGUSTIN, *Confessions*, liv. 3, ch. 8, p. 61.)

Prix : 1 franc.

BORDEAUX

CHEZ FÉRET, LIBRAIRE-ÉDITEUR,

Fossés de l'Intendance, 18.

1858

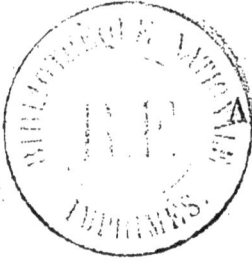

AUX MÈRES DE FAMILLE.

———

Cet opuscule a été écrit pour vous, mères de famille ; permettez-moi donc de vous en faire la dédicace.

Dans cet aperçu simple et succinct, j'ai voulu vous initier aux moyens que la médecine homœopathique emploie pour guérir les causes profondes qui atteignent d'une manière si désastreuse la famille, et qui en amoindrissent pour tant de mères les joies si douces et si naturelles. — Ne voyez dans cet écrit que ce qu'il y a véritablement : l'accomplissement d'un devoir.

Que celles d'entre vous dont la satisfaction maternelle est incomplète, dont les enfants naissent victimes de la terrible loi de la consanguinité, y puisent assez de confiance pour entreprendre le *traitement préservatif des maladies héréditaires*, et le but que je me suis proposé sera atteint, puisque le succès surpassera toujours toutes les prévisions, même les plus exigeantes. Telle est la conviction que m'a donnée mon expérience personnelle, qui est d'accord en cela avec les travaux de tous les homœopathes sérieux, mûris par une longue pratique.

Vous ne reculez jamais devant la vaccine, qui est le

traitement préservatif de la petite vérole, terrible maladie imprimant un cachet indélébile aux enfants qu'elle atteint, quand elle ne les enlève pas à votre amour. Vous agissez là avec une sage prévoyance.

Pourquoi, obéissant toujours à cette même pensée de prévoyance, ne feriez-vous pas ce que la science enseigne au sujet de ces terribles maladies dont vos enfants doivent fatalement hériter?

DE LA MATERNITÉ

ET

DU TRAITEMENT PRÉSERVATIF

DES MALADIES HÉRÉDITAIRES

PENDANT LA GROSSESSE.

———•✕✕•———

Ce qui frappe le plus à notre époque de mouvement et de progrès, où les idées marchent à toute vapeur, où toutes les industries, tous les arts, toutes les sciences subissent cet entraînement général dans leurs découvertes et leurs applications au bien-être de l'humanité; ce qui frappe le plus, disons-nous, c'est l'espèce d'atonie, ou plutôt, de paralysie, dont la vieille École médicale est atteinte au milieu de toutes ces innovations, de tout cet ébranlement progressif qui pousse l'humanité vers des destinées meilleures.

Qu'en devons-nous conclure, sinon que son immobilité dénote son inaptitude à marcher?

Si elle reste dans le *statu quo*, c'est qu'elle a conscience de son impuissance; c'est qu'elle sait que, du moment où elle voudra donner signe de vie, ce sera l'heure de la dissolution, de la désagrégation de cet assemblage de *thèses*, d'*hypothèses* et d'*antithèses* qu'on nomme la DOCTE FACULTÉ.

Il existe cependant un grand nombre de bons esprits pour qui cet état de choses semble être l'état normal d'une science comme la médecine, qui doit marcher avec circonspection et guidée par une sage expérience.

Sans doute cette idée-là est juste; mais peut-elle être applicable à la vieille École médicale? Évidemment non; car, pour qu'on pût défendre son inaction au milieu de cette marche générale et progressive des connaissances humaines avec une donnée semblable, il faudrait qu'on s'appuyât sur des

2

résultats réels obtenus depuis que la médecine est constituée à l'état d'enseignement. Or, qu'observons-nous ? Rien, rien, rien ! Les autorités de la science, les princes de la médecine officielle eux-mêmes font des aveux du genre de ceux-ci :

« C'est surtout dans les services où la médecine est la plus » active que la mortalité est la plus considérable. » (Magendie, discours d'ouverture au Collége de France.)

Stahl, parlant de la matière médicale, disait : « Est-ce » qu'une main hardie ne nettoiera pas cette étable d'Augias ? »

Bichat, l'immortel Bichat, auquel on élève des statues, est tout au moins aussi explicite : « On dit que la pratique de la » médecine est rebutante ; je dis plus : elle n'est pas, sous » certains rapports, celle d'un homme raisonnable, quand on » en puise les principes dans la plupart de nos matières » médicales. »

Le professeur Rostan déplore en ces termes les *absurdités* de la matière médicale : « Aucune science n'a été, n'est » encore infectée de plus de préjugés que la matière médi- » cale. Chaque dénomination de médicament, chaque formule » est, pour ainsi dire, une erreur..... Est-il possible de n'être » pas révolté par ces dégoûtantes absurdités ? Nous pensons » que ces sottises surannées doivent être renvoyées au » xvᵉ siècle. »

. « C'est donc quelquefois un vrai châtiment de la Providence » que de tomber entre les mains des médecins qui vous exé- » cutent savamment, consciencieusement et promptement. » (*Gazette des Hôpitaux,* septembre 1848. Essai analytique et synthétique sur les éléments morbides.) (1)

(1) Il est bien entendu que si nous bornons là nos citations, ce n'est pas que les opinions des médecins allopathes les plus célèbres nous manquent ; nous pourrions les citer par centaines, et entre autres des autorités telles que les Bayle, les Récamier, les Debreyne, les Combes, les Alibert, etc., etc., voire même tous les nombreux médecins qui font ce qu'ils appellent *de la médecine expectante,* c'est-à-dire, qui ne font aucune médecine, parce qu'ils savent à quoi s'en tenir sur les résultats qu'on obtient avec la médication allopathique.

Les uns protestent par leurs écrits contre les théories allopathiques ; les autres, *les médecins expectants,* font ce que nous pouvons appeler *de la protesta- tion en action* contre ces mêmes théories.

Ainsi, de l'aveu même des autorités, des hommes les plus célèbres en médecine officielle, cette science est acculée dans une impasse, et ils appellent de tous leurs vœux les moyens de sortir de cet état de choses.

Si, dans les hautes régions de la science allopathique, de semblables aveux sont faits ; si les maîtres constatent de telles lacunes qu'un perfectionnement, un progrès, en un mot, est la condition *sinè quâ non* de l'existence de la médecine, pourquoi rejeter avec obstination toute idée progressive ? « Pourquoi, comme le dit Risueño d'Amador, repousser les » innovations sous prétexte d'impossibilité ? Mais c'est vou— » loir juger ce qu'on ne sait pas par ce qu'on sait, quand, au » contraire, il faudrait soumettre ce qu'on sait à ce qu'on » découvre ; car ce qu'on sait ne sera jamais l'équivalent de » ce qu'on ignore. De quel droit, dans les sciences, dans celle » surtout dont on connaît à peine l'écorce (la médecine), » apporte-t-on un *veto* à toute observation, à toute expérience, » à toute découverte qui ne serait pas officiellement patentée » dans les livres venus de certains lieux, ou qui ne relèverait » pas des programmes officiels d'une École ? De quel droit, » dans la science la plus difficile à la fois et la plus délicate, » viendra-t-on ordonner de croire ou de rejeter, d'admettre » ou de combattre telle ou telle découverte, et cela au nom » d'un concile médical tenu par des adversaires » qui poussent le scepticisme, au sujet de leur art, jusqu'à dire que « l'École (la médecine) ne représente ni un principe, ni une » méthode, qu'elle n'a pas d'enseignement ? » (J. Raymond, rédacteur de la *Gazette des Hôpitaux*.) (1)

Or, nous le demandons à tous les hommes de bonne foi et de raisonnement, quelle confiance peut inspirer une science dont les sommités avouent ainsi l'impuissance de leur moyen d'action ? Et, par contre, de quelle valeur peuvent être leurs

(1) Il n'y a peut-être pas de corps savant qui renferme plus de sceptiques au sujet de leur science que le corps médical allopathique. Et, chose qui paraîtra absurde et cependant qui est vraie, *absolument vraie*, c'est que le scepticisme en cette matière croît d'une manière directe en raison de l'âge, de l'expérience et des connaissances acquises.

dénégations quand elles s'adressent aux travaux de leurs adversaires, qui, eux, ont la foi robuste puisée aux sources infaillibles d'une science vraie et immuable comme la loi mathématique? Si la vieille École ne peut donner à ses enfants que du scepticisme au sujet de l'art qu'elle leur enseigne, il n'en est pas de même de l'École homœopathique : elle donne des certitudes, des convictions scientifiques.

On sent bien la nécessité d'une réforme, on la demande, on la veut; mais on ne l'acceptera que si elle vient de l'École officielle : comme si le néant pouvait donner le mouvement! Tout ce qui se fait en dehors d'elle est nul ou entaché de nullité.

L'espèce des Riolan n'est pas perdue ; elle s'est perpétuée comme les autres espèces. Il est préférable de parodier ce digne académicien du temps passé, et de dire : « J'aime mieux me tromper avec Hippocrate que guérir avec Hahnemann », que d'aborder loyalement, courageusement, scientifiquement le principe homœopathique, devant lequel s'éteignent toutes les théories conjecturales, toutes les hypothèses fallacieuses. Il est plus doctoral de se passionner pour des suppositions d'École, que de s'incliner devant un principe en présence duquel croule tout ce qu'on sait, parce que tout ce qu'on sait repose sur des erreurs. Il est préférable de rester dans le *statu quo,* de se draper majestueusement dans son parchemin, de bouder, si nous pouvons nous exprimer ainsi, quand on ne fait pas autre chose, que de se ranger dans le flot progressif qui monte, monte et monte toujours.

Mais qu'on y prenne garde : c'est que l'homœopathie n'existe pas seulement scientifiquement pour les hommes de science ; elle est vivante dans l'esprit des masses, qui, elles, n'ont l'habitude de juger de la valeur des choses que par les effets qu'elles en retirent. Et c'est ici le cas de dire : *Vox populi, vox Dei.*

L'esprit des masses échappe à vos erreurs, il vous abandonne; il est illuminé par la science nouvelle. Il n'y a que la vieille École médicale qui ne s'en aperçoit pas ou qui fait semblant de ne pas s'en apercevoir, et qui pose encore magistralement, semblable à la statue du dieu du Silence, un doigt sur la bouche, sans doute pour faire comprendre qu'on doit se taire au sujet des succès de l'homœopathie.

Ah ! on a beau vouloir mettre des entraves à l'enseignement homœopathique en France, on a beau vouloir imposer silence aux millions de voix qui proclament les guérisons obtenues avec cette méthode, les effets curatifs se multiplient à l'infini, les dispensaires homœopathiques regorgent de malades qui se pressent à nos consultations pour y réclamer ce que d'autres consultations n'ont pu leur donner : la santé. Et ces malades étant guéris le disent à d'autres, lesquels en font autant à leur tour; c'est une progression croissante infinie.

Les deux Amériques ont leurs académies de médecine homœopathique. — Toute l'Allemagne, l'Italie ont de nombreux médecins homœopathes. — En Angleterre, l'homœopathie est professée; elle a des hôpitaux, où elle est la méthode exclusive de traitement. — L'empereur de Russie, le roi de Prusse, le roi des Belges, la reine d'Espagne ont leurs médecins homœopathes. — A Paris, ce centre fécond en hommes supérieurs, où tant de grandes choses se font, l'homœopathie a pénétré dans les hôpitaux; le docteur Teissier fait de l'homœopathie à l'hôpital Beaujon. — De grands noms scientifiques sont même prononcés, qui font leurs essais en homœopathie; mais ils doivent trop à leurs travaux allopathiques pour ne pas leur pardonner la lenteur qu'ils mettent à faire leur profession de foi nouvelle.

Ces faits sont là; ils parlent assez d'eux-mêmes. Tout ceci est public. Le dénigrement n'est plus possible. Il faut suivre l'avis du professeur Bréra, de Venise : « L'homœopathie, » encore qu'elle puisse sembler vaine aux uns, singulière aux » autres, et extravagante au plus grand nombre, règne actuellement dans le monde scientifique. Elle est établie aussi » bien que tout autre système. Arrivée à ce rang, elle mérite, » non plus le mépris, mais un examen calme... » Nous disons qu'il faut suivre l'avis du professeur Bréra, ou bien la conduite opposée multipliera dans l'opinion publique cette pensée qui se murmure déjà : *qu'il y a quelque chose de plus qu'une question scientifique dans ce débat.*

Ah! la voix populaire est bien la voix de Dieu! Quand elle demande, entre autres choses, ce qu'a fait la vieille École médicale pour arrêter la décadence physique de l'humanité, qu'a-t-elle à lui répondre? Qu'a fait la médecine officielle pour arrêter cette plaie hideuse de *l'hérédité morbifique,* sous l'influence de laquelle les joies de l'intérieur s'éteignent; qui met des entraves au désir si naturel de devenir père ou mère, de peur de donner l'existence à des êtres condamnés à mourir avant d'avoir vécu, qui seraient à charge à eux-mêmes, qui seraient la honte de la maison au lieu d'en être la joie et l'espérance?

Qu'a-t-elle fait cette docte médecine, si dédaigneuse à l'encontre de sa cadette, pour annihiler cette cause incessante d'étiolement de l'espèce humaine?

Ici, comme toujours, elle n'a rien fait, puisque la dégénérescence de l'espèce marche avec une rapidité effrayante, comme le prouvent surabondamment, du reste, les rapports annuels des conseils de révision, devant lesquels passe toute notre jeunesse mâle.

Eh bien! ce qu'elle n'a pu faire, cette École officielle et officieuse, l'homœopathie, à laquelle elle a fait refuser le droit d'enseignement public, le fera et le fait journellement.

C'est que l'homœopathie, contrairement à son antagoniste, repose sur une loi naturelle et générale, la loi de similitude, qui est une, immuable, éternelle, universelle; qui est vraie, absolument vraie en tout, pour tout et partout, minéralement, organiquement, dynamiquement, moralement et divinement; et cette loi générale, l'homœopathie se l'est appropriée en disant: *Similia similibus curantur.* Des faits innombrables, incontestables, des miracles nouveaux, si nous pouvons nous exprimer ainsi, sont venus corroborer et témoigner en faveur de cet axiome régénérateur, de ce principe qui manquait aux applications de la médecine dans le traitement prophylactique (1) des maladies héréditaires entre autres, et qui doit avoir autant de bienfaisante influence dans

(1) Prophylactique, c'est-à-dire *préservatif.*

e monde physique que la rédemption du Sauveur en a eu dans le monde moral.

Avec cette médication préventive et préservatrice, le grand acte de la vie humaine, celui sans contredit qui est le plus important physiologiquement, la REPRODUCTION, pourra donc s'effectuer avec toutes les garanties de vigueur et de santé pour les enfants, qui leur manquaient auparavant. Ainsi, une des grandes gloires de l'homœopathie, celle qu'on peut moins lui ôter qu'aucune de celles qu'elle s'est acquises, celle pour laquelle elle a bien mérité de l'humanité, c'est d'avoir résolu ce grand problème : PRÉSERVER LES ENFANTS DES MALADIES HÉRÉDITAIRES QUE POURRAIENT LEUR TRANSMETTRE LEURS PARENTS. C'est donc véritablement une rédemption physiologique qui s'opère à l'aide du principe homœopathique, puisque la terrible loi de la solidarité morbifique de la famille disparaît sous sa bienfaisante influence.

T. Bordeu, ce précurseur du réformateur de la thérapeutique, de notre maître Hahnemann (1) ; T. Bordeu, disons-nous, est le premier qui se soit occupé de cette intéressante question de la prophylaxie des maladies héréditaires ; et, s'il n'a pas généralisé ce traitement, c'est que la matière médicale ne lui en a pas fourni les moyens. Quoi qu'il en soit, nous manquerions d'impartialité et de justice si nous ne mentionnions pas les nobles efforts que fit ce grand médecin pour faire rentrer l'École médicale dans ses vues générales sur une médication préservatrice des maladies héréditaires.

C'est dans sa *Dissertation sur les écrouelles* que Bordeu a proposé, pour délivrer l'espèce humaine de cette maladie héréditaire, ou pour en atténuer au moins sur elle les résultats toujours fâcheux et très-souvent funestes, que Bordeu a proposé, disons-nous, *le traitement prophylactique de cette maladie*. Voici, en substance, sa manière de voir à ce sujet :

Il pensait qu'en soumettant la mère, c'est-à-dire l'enfant par

---

(1) Dans sa thèse sur les eaux minérales d'Aquitaine, Bordeu a conseillé l'épreuve de ces eaux *sur l'homme en santé*, comme le moyen le *plus sûr* d'en constater la vertu.

la mère en état de gestation, à l'usage des moyens propres à combattre utilement cette maladie, on pourrait en attaquer et en détruire le germe. Un bon régime, secondé par une médication spéciale, lui semblait pouvoir atteindre ce but désirable. Dans son premier volume, page 469, il ajoute, comme complément obligé de cette médication *ab ovo* : « Pourquoi » ne pas donner à l'enfant nouveau-né, outre une bonne nour-» rice, choisie comme on le fait ordinairement, des remèdes » capables d'emporter l'impression héréditaire ? Pourquoi ne » pas traiter sa nourrice, afin de lui faire téter un lait chargé » de principes qui puissent s'opposer au progrès de la mala-» die ? etc., etc., etc. »

Comme on le voit par ce peu de mots, T. Bordeu a bien vu, bien compris et bien exprimé la possibilité de *préserver les enfants des maladies héréditaires que pourraient leur transmettre leurs parents*. On doit ajouter, pour rester dans la vérité, que Bordeu n'a conseillé une médication préservatrice que pour les scrofules ou écrouelles.

Si Bordeu n'a point cherché à généraliser cette idée éminemment neuve et progressive, c'est que, nous le répétons, la matière médicale ne lui en fournissait pas les moyens ; elle était aussi défectueuse de son temps qu'elle l'est aujourd'hui, puisqu'il disait ouvertement « que la matière médicale était » toute à refaire. » Quoi qu'il en soit, devançant son époque et la dominant de tout son génie, il n'en a pas moins posé le grand problème de la prophylaxie des maladies héréditaires.

Si la vieille École médicale était susceptible de progrès, n'eût-elle pas, acceptant l'héritage scientifique du grand Bordeu comme l'a accepté l'homœopathie, cherché à agrandir le domaine de la prophylaxie pour les maladies héréditaires ? Or, qu'a-t-elle fait ? Ce qu'elle fait toujours quand il s'agit d'idées neuves et progressives : rien ! rien ! rien ! Pour l'École médicale officielle, le problème éminemment philanthropique de la préservation des maladies héréditaires est resté une lettre morte ; il n'a pas fait un pas depuis celui que Bordeu lui avait fait faire.

Nous répétons ici ce que nous avons dit plus haut : Ce

que la médecine officielle n'a pas les moyens de faire à ce sujet, l'homœopathie s'en est chargée et l'exécute journellement.

Quand il n'y aurait que ce fait-là pour démontrer la supériorité de l'homœopathie sur la vieille École officielle, il suffirait pour faire comprendre aux intéressés où se trouve la vérité.

En ne développant point l'idée de Bordeu, la vieille École médicale est restée dans son rôle habituel, le *statu quo* ; car, pour qu'elle eût pu en faire son profit, il lui aurait fallu ce qui lui manque : une loi, un principe véritable et immuable ; il lui aurait fallu des agents médicamenteux dont elle aurait été certaine, qui n'auraient jamais failli dans ses mains, qu'elle aurait bien connus, bien expérimentés, qui lui auraient donné des résultats prévus à l'avance et toujours identiques. Et de toutes ces choses indispensables pour agir, elle n'a rien ; ni loi, ni principes, ni médicaments dont elle connaisse les effets physiologiques purs ; par conséquent, point de moyens certains, point de possibilité d'élargir et de frayer la route découverte par Bordeu pour ramener l'humanité dans ses formes physiologiques primitives.

Cette magnifique découverte est donc plutôt un embarras pour l'École officielle qu'une conquête, puisqu'elle ne l'applique jamais, de peur qu'on lui demande d'en généraliser l'emploi pour les autres maladies héréditaires.

L'homœopathie, au contraire, s'est emparée de cette belle conquête pour la généraliser, pour l'appliquer à toutes les maladies héréditaires, parce qu'elle possède pour toutes ces maladies des médicaments qu'elle a expérimentés et dont elle est sûre.

Cette digression, qui était nécessaire pour faire comprendre toute l'importance du sujet qui nous occupe, nous a éloigné de notre route, que nous nous hâtons de reprendre en disant que nous pensons avec Bordeu que la gestation, ou temps de la grossesse, est le moment qui est le plus propice pour appliquer le traitement prophylactique aux maladies héréditaires, lequel traitement doit être continué après la naissance et

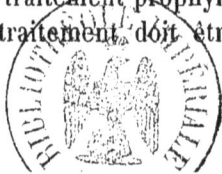

pendant l'allaitement, et même plus tard, suivant les circonstances.

Et, en effet, quel autre moment semble plus favorable à la
réussite de la cure ? quel autre moment pourrait être mieux
choisi ? Et nous le demandons à toutes les personnes qui nous
liront, qui est-ce qui, mieux que la femme, la mère, peut être
l'agent actif de cette régénération , puisque c'est en elle que
tous les phénomènes mystérieux de la fécondation, du développement et de la gestation du nouvel être s'accomplissent ?
Quel est aussi le moment de la vie de l'enfant qui peut être
le mieux choisi , et quel agent plus attentif et plus intéressé
pourrait remplacer cette *terre féconde* où l'embryon se déve-
loppe et grandit avec les moyens de santé ou de maladies
qu'il puise dans son sein, puisque c'est en elle que le nouvel
être doit prendre tout ce qui sert à son entretien et au développement de chaque organe et de chaque fonction ? Qui est-
ce qui aura l'abnégation et la patience infinies de travailler
chaque jour, à chaque heure, à *ce rachat du péché physique,*
si nous pouvons nous exprimer de la sorte, qui pèse sur d'in-
nocentes créatures ? Ce ne peut être que Dieu, et la mère
avec Dieu : ici, c'est la même chose.

Mais, pour arriver à ce résultat, il faut que le rôle de la
femme dans nos sociétés civilisées, alors que la conception a
eu lieu, ne soit plus purement passif dans l'attente de l'accouchement. Il doit être très-actif, et cette activité doit être
tournée vers les moyens à employer pour que, à sa naissance,
le nouvel être jouisse intégralement de toutes ses facultés
physiques, et qu'il soit débarrassé des germes morbides que
lui auraient pu transmettre ses parents.

Alors, et seulement alors, la femme sera véritablement
mère, parce qu'elle aura compris les devoirs que la maternité lui impose. Alors, Dieu bénira la mère dans la personne
de ses enfants, parce qu'il les lui donnera beaux et valides au
physique, parce qu'il les lui donnera aptes à comprendre et
à exécuter les grands actes de la vie sociale.

Ainsi donc, femmes intelligentes qui devez être mères,
choisissez : ou de faire comme la généralité de vos devan-

cières, c'est-à-dire, de mettre au monde des êtres chétifs, malingres, souffreteux, étiolés; condamnés à languir tout le temps qu'ils ont à vivre, et très-souvent à mourir avant d'avoir vécu; dont l'existence vous a coûté tant de privations, de dévouement et de douleur pendant la gestation et l'accouchement, — peines et soucis qui ne sont rien mis en parallèle avec ce que vous aurez à souffrir moralement et physiquement quand vous verrez ces pauvres êtres se développer d'une manière incomplète, tantôt scrofuleux, rachitiques, phthisiques, idiots, épileptiques, dartreux, etc., etc., même pendant la première enfance, plus tard rhumatisants, goutteux, hystériques, névropathes, etc., etc., etc.; — ou bien de vous servir de votre intelligence et de faire ce que vous enseigne la science appuyée sur l'expérience pour donner à vos maris, à la société, au monde, de beaux et vigoureux enfants, pleins de sève et d'une luxuriante santé, dont la venue sera saluée avec bonheur par la famille et réjouira vos cœurs maternels, dont vos yeux de mères suivront le développement rapide et complet de leurs constitutions robustes avec les ineffables jouissances, le sublime enthousiasme, le saint orgueil de l'amour maternel. C'est sûrement en prévision de tout ce qu'elle serait appelée à faire, que le Créateur a si largement doté la femme en abnégation et en dévouement.

La rédemption morale s'est faite par l'intermédiaire de la femme; — c'est aussi par la femme que la rédemption physiologique doit s'effectuer.

A ce titre-là, on le comprend, le rôle de la maternité humaine est donc appelé à s'agrandir de toutes les obligations nécessaires pour *préserver des maladies héréditaires* la génération à venir.

Le mariage, qui est la consécration de l'acte si important de la reproduction, impose à la femme ces obligations qu'elle doit accomplir, et qui la transforment complètement; car c'est par le fait de l'accomplissement de ces obligations que la maternité humaine se différencie de la maternité animale.

Il faut que les femmes se pénètrent bien de ceci : c'est que leurs maris, quoique purs de toutes souillures (il en existe beaucoup plus qu'on ne croit) peuvent transmettre à leurs enfants des germes de maladies qui sont pour ainsi dire le patrimoine morbide de certaines familles. En apparence, ils peuvent être sains et robustes, d'une santé parfaite; leur passé peut être vierge de toutes souillures : ces belles apparences ne doivent point empêcher d'avoir recours au traitement prophylactique, car sous la fraîcheur d'une santé luxuriante se cache peut-être quelque vice morbide héréditaire. Le livre secret de la maison doit être ouvert et interrogé. Il faut voir si quelque ascendant n'a pas introduit dans le sang de la famille quelque maladie héréditaire, qui passe oubliée parce qu'une génération, en totalité ou en partie, en a été exempte; car il ne faut jamais perdre de vue la terrible loi de la solidarité familliale : *Je punirai les parents dans la personne de leurs enfants jusqu'à la troisième et quatrième génération* (1).

Que les vices héréditaires découlent d'une seule et même source, comme de la boîte de Pandore, ou qu'ils aient plusieurs racines, on comprend sans peine que, par l'ancienneté de l'infection et la multiplicité des transmissions héréditaires, par les additions de chaque individu, par la diversité des systèmes organiques plus particulièrement frappés, et, enfin, par les dispositions, le genre de vie, l'âge des sujets, etc., etc., il doit en résulter un monstrueux assemblage d'infirmités, varié à l'infini quant à la forme.

Et quelle est la famille qui n'a pas dans ses propres membres, ou, en remontant dans son arbre généalogique, dans quelques-uns de ses ascendants, si ce n'est dans tous, une ou plusieurs variétés d'infirmités, qui s'est greffée sur d'autres infirmités léguées par les pères de ces ascendants ?

Si nous conseillons de ne pas trop se confier aux apparences d'une belle santé, et nous venons d'en donner les raisons, on comprend facilement avec quelle insistance nous

_____

(1) *Bible*, Exode.

conseillerons le traitement prophylactique pour ceux des époux chez lesquels les maladies existent.

Aussi, pour nous résumer, disons-nous, en thèse générale : Aussitôt que la femme aura acquis la certitude qu'elle a conçu, elle devra demander les conseils du médecin homœopathe qui doit la guider dans le grand acte de régénération qu'elle veut entreprendre, qu'elle ou son époux soient ou ne soient pas ostensiblemeut atteints de quelques maladies héréditaires.

Le médecin appréciera, par un examen préalable consciencieux, dans les époux ou dans leurs ascendants, les infirmités héréditaires dont on veut débarrasser les enfants. Il basera le traitement sur l'ancienneté du vice dans la famille, sur sa gravité, sa forme ; sur le tempérament des époux, sur la dose de vitalité dont ils sont doués, et s'enquerra de toutes les circonstances et de toutes les particularités qui peuvent l'éclairer et le guider dans le choix raisonné et l'application intelligente des médicaments qui doivent être employés. C'est par l'appréciation exacte de toutes ces choses et par les déductions que son expérience et son tact médical lui suggéreront, et s'appuyant sur la loi de similitude, que le médecin arrivera à l'application exacte et raisonnée du médicament qui doit triompher de l'hérédité morbide dont la famille est atteinte, et qui doit être léguée à l'enfant, suivant la loi de consanguinité.

Le médecin donnera les conseils hygiéniques appropriés à la position intéressante de la consultante ; il prescrira les médicaments dont l'action est la plus profonde et la plus durable, et, suivant les circonstances, il ordonnera, pour les familles où règnent *les dartres, les ulcères dartreux, la teigne, les éruptions psoriques :*

1° Sulf. ; — 2° cal. carb. ; — 3° sepi. ; — 4° graph. ; — 5° ars. ; — 6° lach.

Dans les familles travaillées *de verrues, de loupes, de fics, de condylomes, de boutons divers,* ce seront :

1° Nitri-acid. ; — 2° cal. carb. ; — 3° graph. ; — 4° thuy. ; — 5° lycop.

Si ce sont des *noli me tangere, des boutons qui s'ulcèrent, des ulcères rongeants, des squirrhes, des cancers,* il choisira :

1° Carb. veg. ; — 2° sulf. ; — 3° ars. ; — 4° silic. ; — 5° lach.

Si ce sont *des ganglions, des ulcères scrofuleux, le carreau, le rachitisme,* ce sera :

1° Sulf. ; — 2° cal. carb. ; — 3° bell. ; — 4° merc. sol. ; — 5° silic. ; — 6° baryt. carb.

Quand les maladies héréditaires tiennent *à la syphilis,* soit que la manifestation de ce vice affecte *les os, la peau, les glandes,* soit qu'il se traduise par *des névropathies,* il donnera la préférence à :

1° Merc. sol. ; — 2° merc. corro. ; — 3° hepar sulf. ; — 4° phosp. ; — 5° nitri-acid. ; — 6° aur.

Pour les maladies héréditaires *affectant le cerveau* et *la moelle épinière,* outre les médicaments applicables à la cause présumée, à l'un des vices qui précèdent, il donnera :

1° Nux vom. ; 2° caust.

Lorsque ces maladies constituent *la goutte* et *les variétés des souffrances arthritiques,* il aura recours à :

1° Sulf. ; — 2° nitri-acid. ; — 3° calc. carb. ; — 4° rhus. ; — 5° nux vom. ; — 6° caust. ; — 7° lycop.

Si, au contraire, c'est l'affection *calculeuse, la pierre, la gravelle,* il choisira :

1° Nitri-ac. ; — 2° sulf. ; — 3° cal. carbon. ; — 4° kali-carb. ; — 5° lycopod. ; — 6° ars.

La mère ne devant point nourrir son enfant, on conçoit qu'il faudra s'entourer de grandes garanties dans le choix d'une nourrice.

Lorsque le choix sera fait et quelque temps avant le terme de la gestation, le médecin examinera attentivement la nourrice qui devra allaiter le nouveau-né. Son attention se portera particulièrement sur l'état de santé de cette femme qui doit concourir à l'œuvre de régénération qui a été entreprise.

Cet état bien constaté, il procédera à un examen minutieux sur les qualités de son lait, — sa composition, — ses propriétés nutritives. Après cet examen, qui sera fait consciencieusement, il adoptera ou rejettera cette femme *que les parents devront choisir eux-mêmes*, et d'après les indications suivantes :

Elle devra être jeune, née de parents sains, être d'une bonne santé, bien développée de corps, avoir de belles dents ; il faut que ses seins soient assez prononcés, parsemés de veines bleuâtres, et surtout que les bouts en soient bien formés ; il faut qu'elle soit alerte, propre, d'un bon caractère, et qu'elle ne soit pas d'un esprit trop obtus ; enfin, qu'elle ne soit pas trop impressionnable, trop nerveuse. Au choix, on donnera toujours la préférence à la femme de campagne, parce qu'elle réunit les meilleures conditions : sa constitution est plus robuste, sa santé meilleure, son moral moins impressionnable.

Si l'enfant doit être confié à une femme de campagne, hors de la maison maternelle, on devra s'assurer si elle est heureuse en ménage, si son habitation est saine, enfin on devra exercer sur elle la plus active surveillance.

Un lait d'un an et plus ne possède plus les qualités qui conviennent au nouveau-né ; et, à ce sujet, il ne faut pas croire, avec les bonnes femmes, que le lait se rajeunit sous la bouche du jeune nourrisson.

A mérite égal, on doit toujours préférer une fille-mère.

La nourrice devra s'engager à suivre la médication prophylactique indiquée par le médecin. Elle s'y conformera sans peine quand on lui fera comprendre que sa santé n'aura point à en souffrir, que c'est une nécessité pour le développement de son nourrisson, etc., etc., etc.

Il resterait après cela un point essentiel à élucider, à savoir s'il n'y a pas d'inconvénient pour la mère en état de gestation à se médicamenter, même en prévision de ce qui doit arriver : préserver l'enfant qu'elle porte des maladies héréditaires qui sont le patrimoine de la famille.

A cela on peut répondre que ceux à qui de semblables idées viendraient, ne connaissent point l'action des médicaments homœopathiques.

Il y aurait ici la place d'un tableau complet de la théorie de l'action des infinitésimaux; mais on comprendra sans peine qu'un opuscule de cette nature étant bien loin de pouvoir prendre les proportions d'un travail didactique, nous renvoyions les incrédules ou les timides prendre des informations sur ce sujet aux personnes de leur connaissance qui, elles, ont confiance dans l'action salutaire et bienfaisante des remèdes homœopathiques pour les avoir èmployés avec succès pour leur soulagement personnel. Du reste, l'expérience, ce grand juge devant lequel tout doit passer pour avoir une sanction de bon aloi, l'expérience, disons-nous, a prononcé assez souvent des arrêts favorables à l'homœopathie, pour qu'ici, à Bordeaux, moins que partout ailleurs, les faits relatés par l'homœopathie soient contestés.

Et, à ce sujet, qu'il nous soit permis de citer quelques observations qui sont personnelles à l'auteur de cet opuscule, et qui ont été recueillies parmi les milliers d'observations semblables dont les annales de la science homœopathique fourmillent; car, à cette œuvre de régénération qui va grossissant tous les jours, chaque médecin homœopathe apporte son contingent. — Et Dieu merci! les homœopathes croissent en nombre, quoi qu'en disent leurs contradicteurs.

En lisant ces observations, on pourra se convaincre que non-seulement les remèdes homœopathiques agissent d'une manière efficace contre les maladies héréditaires dont on veut débarrasser le produit de la gestation, mais encore que le temps de la grossesse se passe comparativement bien mieux, pour la mère, sous l'influence de cette médication; et que l'accouchement, ce moment si redouté, s'accomplit invariablement d'une manière normale et sans que l'accouchée ait à craindre toutes les suites déplorables et, hélas! trop souvent funestes pour elle, qui accompagnent la parturition qui se fait sans ces conditions.

1re OBSERVATION.

Mme B....., âgée de 27 ans, de Saint-Just, département de la Charente-Inférieure, — d'une constitution délicate, — tempérament éminem-

ment lymphatique ; —sujette, sans causes appréciables, à des gonfle-
ments des glandes cervicales et sous-maxillaires ; — mariée depuis huit
ans. Son mari, âgé de 33 ans, d'une constitution usée, tempérament
lymphatico-sanguin, a eu une jeunesse très-orageuse.

De ce mariage sont issus cinq enfants, nés avec toutes les apparences
de constitutions délabrées, qui sont morts de rachitisme après une
courte existence. Celui qui vécut le plus longtemps atteignit l'âge de
dix-huit mois.

Le médecin qui voyait cette famille avant qu'elle s'adressât à l'homœopathie, lui avait dit que tous les enfants qui naîtraient d'eux auraient
le même sort.

Il ne faudrait pas être femme pour ne pas comprendre la peine
qu'éprouvait cette jeune dame avec une perspective semblable, surtout
quand on saura qu'elle était enceinte de trois mois lorsqu'elle se décida
à chercher dans l'homœopathie ce que la médecine allopathique ne
pouvait lui procurer.

L'homœopathie, dont ces époux avaient entendu vanter les cures
merveilleuses, leur fit entrevoir la possibilité de conserver le fruit de
leur amour ; aussi s'accrochèrent-ils à cette espérance radieuse et ines-
pérée avec tout l'entraînement de personnes qui voyaient là leur seule
ancre de salut.

Pendant les six derniers mois de sa grossesse, Mme B..... suivit avec
exactitude le traitement prophylactique homœopathique indiqué par ses
antécédents morbides propres et ceux de son mari, et approprié à leurs
tempéraments respectifs ; et, durant cet espace de temps, elle jouit d'un
état de santé comparativement bien plus satisfaisant que pendant le
temps de ses cinq autres grossesses. Au terme normal de la gestation,
l'accouchement se fit naturellement et très-promptement, contrairement
à ce qui avait eu lieu pour les accouchements antérieurs.

L'enfant auquel elle donna le jour naquit avec de belles apparences
de santé : c'était une fille parfaitement constituée. Une nourrice choisie
à cet effet allaita l'enfant. Pendant l'allaitement, qui dura quatorze
mois, la nourrice et l'enfant furent soumises au traitement prophylactique homœopathique, et cet espace de temps s'écoula sans amener
pour l'enfant le dérangement le plus minime. L'époque de la première
dentition, qui est si fertile en symptômes morbides du côté des organes
digestifs et du côté du cerveau, cette époque, disons-nous, qui est la
terreur de toutes les mères et de toutes les nourrices, se passa sans le
moindre dérangement pour l'enfant. Cette petite fille se développa d'une
manière rapide et extraordinaire : la mère et la nourrice en recevaient
journellement des félicitations des connaissances de la maison.

On sevra cette enfant à quatorze mois. Le traitement homœopathique
fut continué. Après le sixième mois qui suivit le sevrage, la médication
amena du côté de la peau les symptômes suivants : Plusieurs plaques

d'une teinte foncée parurent surtout à l'un des bras, où elles présentèrent l'aspect d'une rougeur érysipélateuse. Le derrière des oreilles devint le siége d'une éruption croûteuse ; — il y eut, durant sept ou huit jours, un mouvement fébrile assez prononcé. Du huitième au neuvième jour, ces symptômes s'amoindrirent, et finirent par disparaître. Depuis lors, la petite fille n'a subi aucun dérangement, et cette enfant, âgée de six ans présentement, offre le développement d'un enfant de dix ans. Tous les printemps, elle est soumise durant un mois au traitement homœopathique.

Mme B..... a eu deux autres enfants depuis. Pendant la grossesse du premier, elle a suivi un traitement prophylactique qui a été conduit en tout point semblablement au premier. L'enfant et la nourrice ont aussi suivi le même traitement antérieur, et cet enfant, qui est un petit garçon, jouit d'une aussi belle santé que son aînée.

Pour la deuxième grossesse, qui s'est effectuée sans que cette dame ait pu suivre le traitement prophylactique qui lui avait si bien réussi pour les deux précédentes gestations, elle est accouchée d'une petite fille qui porte tous les signes du rachitisme, maladie à laquelle elle succombera infailliblement, comme les cinq premiers enfants de Mme B....., à moins qu'on ne la soumette à un traitement homœopathique prolongé à l'aide duquel on pourra modifier sa constitution.

2e OBSERVATION.

Mme M....., de Rochefort (Charente-Inférieure), âgée de 30 ans, — d'une constitution débilitée, — tempérament lymphatique. — En l'interrogeant et en l'examinant, on constate une toux sèche et souvent répétée. — Elle a de fréquentes hémoptysies ; — sueurs nocturnes de la tête et de la partie antérieure et supérieure de la poitrine ; — matité très-prononcée sous la clavicule droite ; — à l'auscultation, l'expiration s'entend dure et prolongée ; il y a du retentissement exagéré de la voix et un râle sous-crépitant très-marqué dans cette région. — Elle est née d'un père phthisique.

Le mari de cette dame est mort phthisique, quelques mois après l'avoir laissée enceinte.

L'examen qu'on lui fit subir, et dont on voit un aperçu plus haut, sert à démontrer qu'elle-même était atteinte de la même maladie.

Quatre enfants, nés de ce mariage, sont morts phthisiques (1), arrivés à l'âge de 6 ou 8 ans, d'après l'aveu des médecins qui les soignèrent. (Cette famille a habité primitivement Brest ; trois de ces enfants y sont

(1) De la phthisie abdominale ou carreau.

morts ; le quatrième est mort à Rochefort.) Lorsque cette dame s'adressa à l'homœopathie, elle en était au cinquième mois de sa grossesse.

Durant les quatre mois qui suivirent, cette dame fut soumise au traitement prophylactique homœopathique indiqué par son état maladif et celui auquel avait succombé son mari. L'accouchement se fit très-heureusement. Elle mit au monde un petit garçon qui naquit avec une profusion de cheveux très-noirs. (Cette particularité est à noter, parce que ses frères ne présentèrent point ce phénomène.)

On donna à cet enfant une nourrice convenablement choisie qui, durant tout le temps de l'allaitement, suivit, ainsi que l'enfant, le traitement homœopathique exigé.

L'enfant se développa parfaitement. A dix mois, il perdit sa mère de la même maladie qui avait enlevé son père. Les grands parents de cet intéressant enfant continuèrent à le faire soigner par la méthode homœopathique, et aujourd'hui, âgé de cinq ans, cet enfant jouit d'une santé magnifique et montre avoir au moins huit ans, tant il est bien développé. A cet âge-là, ses frères étaient chétifs, malingres, étiolés, et avaient toutes les apparences d'êtres dont l'existence ne devait pas se prolonger, suivant le dire de la grand'maman. — Chaque printemps, cet enfant suit la médication homœopathique durant six semaines, traitement qu'il devra suivre jusqu'à ce que l'âge de puberté soit passé.

3e OBSERVATION.

Mme P...., de Saintes (Charente-Inférieure), âgée de 25 ans, — d'une constitution délicate, — tempérament lymphatico-nerveux ; — sujette à des attaques d'hystérie ; — mariée depuis sept ans. Son mari, âgé de 30 ans, d'une bonne constitution, tempérament lymphatico-sanguin, a eu, étant jeune, de nombreuses convulsions, qui ne sont plus reparues depuis l'âge de la puberté.

Depuis leur mariage, Mme P.... est devenue plusieurs fois enceinte (cinq fois), et jamais elle n'a pu porter à terme ; — du sixième au septième mois, l'avortement avait lieu.

Mme P...., amie de Mme B...., sujet de la 1re observation, émerveillée du résultat obtenu chez cette dernière par une médication dont elle avait entendu parler par son médecin en termes dérisoires, Mme P.... voulut, d'après les conseils de son amie, essayer de cette méthode pour tâcher d'annihiler la cause interne qui l'empêchait de devenir mère. — Son médecin lui avait dit qu'il était à craindre que toutes ses grossesses n'eussent le même résultat funeste pour le produit de la gestation, et qu'il n'y avait aucun remède contre cette fâcheuse position.

Lorsque cette dame fut soumise au traitement prophylactique homœopathique, elle était enceinte de deux mois et demi. Elle suivit ce traitement durant tout le temps qui lui restait pour arriver au terme normal de la gestation, qu'elle atteignit à sa grande satisfaction et à celle de toute sa famille, sans avoir couru le moindre danger et s'être aperçue du plus petit indice qui pût faire supposer que cette grossesse aurait le sort de ses devancières.

Jusqu'à ce que l'époque ordinaire de ses fausses-couches pour ses grossesses antérieures fût passée, cette dame a avoué, depuis, qu'elle suivait les prescriptions sans y ajouter une bien grande confiance; mais que ce terme, qui avait été si funeste aux gestations précédentes, étant passé sans crises fatales, elle s'était mise à espérer sérieusement et avec une entière confiance.

L'accouchement se fit normalement et assez promptement. Elle donna le jour à un enfant du sexe masculin, qui fut allaité par une nourrice choisie à cet effet; laquelle fut soumise, ainsi que l'enfant, au traitement prophylactique homœopathique durant tout le temps de l'allaitement. — A sa naissance, cet enfant était d'une constitution très-forte; il s'est magnifiquement développé depuis, et, aujourd'hui qu'il a 4 ans, les personnes qui ignorent son âge lui en donneraient bien davantage. Il n'a pas été malade depuis sa naissance, et on ne s'est aperçu de sa dentition par aucune souffrance. Tous les ans, au printemps, il suit un traitement homœopathique d'un mois à six semaines.

Cette dame a eu un autre enfant depuis celui-là, pendant la gestation duquel elle a suivi le même traitement, qui lui a été aussi salutaire cette dernière fois qu'à la première.

Celui qui nierait l'efficacité de l'homœopathie serait très-mal reçu dans cette heureuse famille.

4ᵉ OBSERVATION.

Mᵐᵉ F..., de la Tremblade (Charente-Inférieure), âgée de 29 ans, d'une constitution frêle et délicate, tempérament lymphatique. — Étant jeune, elle a eu plusieurs glandes cervicales qui se sont tuméfiées, et dont une d'entre elles a été incisée; elle en porte la cicatrice. Elle a gardé longtemps à la tête, avant cette époque, une éruption dont on n'a pu déterminer la nature, malgré les interrogations répétées qu'on lui a fait subir à ce sujet-là.

Le père de cette dame est mort d'un abcès froid qui se serait ouvert dans la cavité thoracique.

Le mari de cette dame, âgé de 39 ans, est né d'une mère morte folle. Il a lui-même subi un traitement pour cette maladie, à l'âge de 18 ans, dans une maison de santé de la capitale.

Du mariage de ces deux personnes, il ne pouvait naître que des êtres incomplets et misérables, ou bien l'hérédité morbifique aurait été ici une erreur. Malheureusement pour cette famille, l'hérédité morbide est un fait trop prouvé par des exemples irréfutables, pour que de cette union il ne sortît pas une preuve à ajouter à celles déjà existantes.

Trois enfants sont nés de cette union : le premier, qui a 10 ans, est idiot; les deux autres, qui sont morts à 5 et à 7 ans, étaient idiots et épileptiques.

Cette dame, enceinte de son quatrième enfant, réclama des soins à l'homœopathie pour tâcher de remédier à cette espèce de malédiction qui pesait sur ses descendants. Cette famille avait entendu dire qu'à l'aide du traitement homœopathique suivi pendant la grossesse de la mère, l'enfant qui naissait était préservé des maladies que les parents pourraient lui transmettre.

Cette dame, enceinte de trois mois, fut soumise, durant les six derniers mois de sa grossesse, au traitement prophylactique approprié aux états maladifs des deux époux.

Le reste du temps de sa grossesse s'écoula, pour elle, exempt de toute douleur, ce qui n'avait pas eu lieu pour les gestations précédentes pendant lesquelles elle avait considérablement souffert ; elle prit même de l'embonpoint et de la fraîcheur sous l'influence de cette médication.

Au terme normal de sa grossesse, Mme F..... mit au monde un enfant du sexe féminin d'une bonne constitution. La nourrice, ainsi que l'enfant, suivirent un traitement homœopathique pendant tout le temps de l'allaitement, qui dura quinze mois. L'enfant se développa avec toutes les apparences d'une santé robuste. — La première dentition se fit sans dérangement pour lui.

Aujourd'hui, cet enfant, âgé de quatre ans et demi, jouit de la plénitude d'une intelligence très-développée pour son âge et de tous les attributs d'une santé luxuriante. Tous les ans, au printemps, il suit, durant six semaines, un traitement homœopathique qu'il continuera jusqu'à sa puberté. Et cette mère et ce père infortunés bénissent l'homœopathie qui a fait fléchir la loi de malédiction qui pesait sur leur famille, et qui leur a donné le moyen de pouvoir goûter les caresses d'un petit être qui comprend et qui rend ces mêmes caresses.

Nous pourrions ajouter à ces observations diverses de nombreux cas de stérilité guéris par l'homœopathie. Mais le cadre que nous nous sommes tracé est déjà suffisamment rempli. Cependant, nous ne croirions pas accomplir intégralement la mission que nous nous sommes imposée, si nous n'engagions pas fortement les personnes qui se trouvent dans cet état anormal à s'adresser à l'homœopathie ; elle seule a les moyens certains d'y remédier.

Toutes les fois que la stérilité n'est point le résultat d'un vice de conformation dans les organes de la gestation ou de la génération, l'homœopathie en triomphe toujours.

Par ces quelques lignes qu'elles viennent de lire, et par les déductions que les idées qui y sont émises suggéreront à leur esprit, celles de nos lectrices pour qui cet opuscule a été écrit peuvent d'ors et déjà tirer toutes les conséquences qu'un traitement semblable peut avoir sur les destinées de l'humanité en général, et sur celles de leur famille en particulier, si elles veulent s'y soumettre.

Cette grande question, qui touche de si près aux intérêts de la civilisation et aux intérêts les plus chers de nous tous tant que nous sommes, réclamait sans doute une plume plus exercée et plus éloquente que celle de l'auteur de cet opuscule, pour faire comprendre et mieux connaître au public cette vérité, qu'à côté du bonheur ineffable de la maternité, il y a une *responsabilité* qui pèse sur cette douce prérogative d'être mère : celle d'*avoir des enfants* sains ou *maladifs,* intelligents ou *bornés, qui vivent* bien ou *mal, peu* ou beaucoup. Si donc l'auteur de ces quelques lignes est assez heureux pour avoir fait passer dans l'esprit de ses lectrices la conviction profonde qui l'anime, quelle est la mère qui ne voudra pas tenter de préserver sa race de la malédiction qui peut s'être appesantie sur elle? Quelle est la mère qui voudrait avoir à se reprocher de n'avoir pas employé un traitement dont le succès surpasse toujours toutes les espérances, même les plus exagérées? Nous ne craignons pas que l'expérience vienne nous démentir, puisqu'elle a été toujours favorable dans tous les traitements entrepris et sagement conduits.

Femmes qui devez être mères, songez donc à l'avenir de vos enfants! Soyez prévoyantes pour *cette chair* de *votre chair* en qui se concentreront toutes vos joies, toutes vos affections, tout votre saint égoïsme de mères, et dites-vous souvent : que l'unique richesse, ou du moins celle en qui se résument toutes les autres, celle sans laquelle l'opulence n'est rien, moins que rien, *la santé* enfin, est la condition *sine quâ non* du bonheur terrestre, et qu'on ne saurait s'entourer de trop de précautions et de garanties pour leur léguer ce bien suprême !

Et si les idées émises dans cet opuscule peuvent avoir quelque influence pour la propagation du *traitement prophylactique des maladies héréditaires*, ces plaies hideuses de nos sociétés modernes, son auteur pourra dire, avec le sage de l'antiquité : Je n'ai pas perdu ma journée !

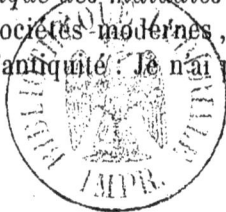

www.ingramcontent.com/pod-product-compliance
Lightning Source LLC
Chambersburg PA
CBHW060452210326
41520CB00015B/3921